Dr. Nowzaradan
Diätplan & Kochbuch

Meistern Sie die Kunst der
Portionskontrolle und ausgewogenen
Mahlzeiten

Ennis James

Inhaltsverzeichnis

Einführung

In einem kleinen, sonnendurchfluteten Küchenfenster, mit Blick auf einen üppigen Garten, stand Frau Müller und überlegte, wie sie endlich die Kontrolle über ihre Gesundheit und Ernährung zurückgewinnen könnte. Jedes Mal, wenn sie sich entschloss, gesünder zu leben, fand sie sich entmutigt von komplizierten Rezepten und unklaren Diätplänen. Doch dann entdeckte sie „Dr. Nowrazan Diätplan & Kochbuch".

Es war an einem regnerischen Nachmittag, als Frau Müller das Buch zum ersten Mal in den Händen hielt. Die warme, einladende Gestaltung des Buchcovers, das ein Bild von Dr. Nowrazan zeigte, der freundlich lächelte, gab ihr sofort ein Gefühl der Hoffnung. Sie blätterte durch die Seiten und war überrascht von der Klarheit und Einfachheit der Inhalte. Das Buch versprach nicht nur Gewichtsverlust, sondern eine vollständige Transformation der Art und Weise, wie sie über Essen und Gesundheit dachte.

Die Einleitung des Buches erklärte Dr. Nowrazans Philosophie: eine Diät, die auf Ganzheitlichkeit und Nachhaltigkeit basiert. Anstatt strenge Diätvorschriften zu propagieren, förderte das Buch eine ausgewogene Ernährung und das Verständnis der Nahrung als Medizin. Frau Müller war besonders beeindruckt von den Abschnitten über Lebensmittel, die man meiden sollte. Sie erkannte, dass ihre bisherige Ernährung viele dieser ungesunden Optionen enthielt, und das Buch bot ihr einfache Alternativen und leckere Rezepte, die sie stattdessen genießen konnte.

 waren in übersichtliche Kategorien eingeteilt: Frühstück, Mittagessen, Abendessen, Snacks und Desserts. Jedes Rezept war mit Nährwertangaben versehen und enthielt Zutaten, die leicht zu finden oder bereits in ihrer Küche vorhanden waren. Frau Müller begann, die Rezepte auszuprobieren, und jedes Gericht war ein Genuss. Sie fühlte sich nach den Mahlzeiten voll und zufrieden, ohne das übliche Gefühl von Schwere oder Schuld.

Besonders gefallen hat ihr der Abschnitt mit Tipps und Tricks, der ihr half, die Portionen richtig zu kontrollieren und gesunde Gewohnheiten zu entwickeln. Die klare Struktur des Buches und die leichten Schritte zur Umsetzung der Diät machten es Frau Müller leicht, ihren neuen Ernährungsplan zu befolgen.

Einige Monate später war Frau Müller nicht nur einige Kilos leichter, sondern fühlte sich energiegeladener und gesünder als je zuvor. Sie konnte es kaum glauben, wie sehr sich ihr Leben durch "Dr. Nowrazan Diätplan & Kochbuch" verändert hatte. Sie hatte nicht nur einen Weg gefunden, gesund zu essen, sondern auch ein neues Verständnis und eine neue Wertschätzung für die Rolle der Ernährung in ihrem Leben.

Für jeden, der auf der Suche nach einem realistischen, praktikablen Weg ist, seine Gesundheit durch Ernährung zu verbessern, bietet „Dr. Nowrazan Diätplan & Kochbuch" eine fundierte, wissenschaftlich untermauerte Anleitung, die wirklich funktioniert. Frau Müller ist der lebende Beweis dafür, dass eine kleine Änderung in der Art und Weise, wie wir essen, einen enormen Unterschied in der Art und Weise, wie wir leben, bewirken kann. Das ist der Grund, warum sie nun jedem empfiehlt, dieses Buch zu kaufen – für ein gesünderes, glücklicheres Leben.

Begrüßung von Dr Nowrazan

Dr. Nowrazan begrüßt seine Leser mit einer warmen und einladenden Nachricht, die sofort Vertrauen und eine persönliche Verbindung schafft. Er erklärt, dass das Ziel seines Diätplans und Kochbuchs nicht nur darin besteht, Gewicht zu verlieren, sondern eine dauerhafte Umstellung des Lebensstils zu fördern. Der Ansatz basiert auf der Überzeugung, dass eine ausgewogene und gesunde Ernährung der Schlüssel zu langfristiger Gesundheit und Wohlbefinden ist. Dr. Nowrazan betont, dass jeder Leser einzigartig ist und dass das Buch darauf abzielt, individuelle Bedürfnisse und Vorlieben zu berücksichtigen.

Er führt weiter aus, dass seine Methode auf wissenschaftlichen Erkenntnissen basiert und darauf abzielt, den Lesern zu helfen, ein tiefes Verständnis für die Rolle der Ernährung in ihrem Leben zu entwickeln. Durch die Verwendung einfacher, nahrhafter und schmackhafter Rezepte möchte Dr. Nowrazan zeigen, dass gesundes Essen nicht kompliziert oder geschmacklos sein muss. Er legt großen Wert darauf, dass die Ernährung abwechslungsreich und farbenfroh gestaltet sein sollte, um alle Sinne anzusprechen und die Mahlzeiten zu einem Genuss zu machen.

In seinem Buch setzt Dr. Nowrazan auf eine klare und leicht verständliche Sprache, um sicherzustellen, dass jeder, unabhängig von seinem Vorwissen über Ernährung, die Inhalte leicht verstehen und anwenden kann. Er erklärt auch, dass das

Kochbuch mehr als nur Rezepte bietet; es ist ein Leitfaden, der den Lesern hilft, ihre Essgewohnheiten zu überdenken und positive Veränderungen in ihrem Alltag vorzunehmen. Dies beinhaltet, wie man Lebensmitteletiketten liest, Portionsgrößen versteht und Lebensmittel auswählt, die den Körper nähren und die Gesundheit fördern.

Dr. Nowrazan spricht auch die psychologischen Aspekte der Ernährungsumstellung an. Er erkennt an, dass Veränderungen im Essverhalten Herausforderungen mit sich bringen können, insbesondere wenn es um Gewohnheiten geht, die über viele Jahre hinweg etabliert wurden. Er bietet Strategien zur Überwindung dieser Herausforderungen und zur Bewältigung von Rückschlägen, die auf dem Weg zur Erreichung von Gesundheits- und Wellnesszielen auftreten können.

Um seinen Lesern zusätzliche Unterstützung zu bieten, enthält das Buch auch einen Abschnitt, der sich mit häufig gestellten Fragen beschäftigt. Dr. Nowrazan nimmt sich die Zeit, Bedenken zu adressieren und praktische Lösungen für gängige Probleme zu bieten, die bei der Umstellung auf eine gesündere Ernährung auftreten können. Er betont die Bedeutung von Geduld und Ausdauer und ermutigt seine Leser, sich selbst nicht zu hart zu beurteilen.

Abschließend ermutigt Dr. Nowrazan die Leser, die Reise zur besseren Gesundheit als eine Gelegenheit zu betrachten, mehr über sich selbst zu lernen und sich selbst zu pflegen. Er hofft, dass sein Buch als Inspiration und Werkzeug dient, das den Lesern nicht nur hilft, ihre Ernährung zu verbessern, sondern auch ihr allgemeines Wohlbefinden steigert. Dr. Nowrazan lädt jeden ein, sich ihm auf dieser Reise anzuschließen, und versichert, dass die Schritte, die im Buch beschrieben werden, zu echten und dauerhaften Veränderungen führen können.

Überblick über die Diätphilosophie

Dr. Nowrazans Diätphilosophie basiert auf der Überzeugung, dass eine gesunde Ernährung mehr ist als nur ein Mittel zur Gewichtsreduktion; sie ist eine Lebensweise, die das allgemeine Wohlbefinden steigert und Krankheiten vorbeugt. Sein Ansatz berücksichtigt die individuellen Bedürfnisse und Präferenzen seiner Leser, indem er einen flexiblen Rahmen bietet, der auf Ganzheitlichkeit und Nachhaltigkeit ausgerichtet ist. Der Kern seiner Philosophie ist es, natürliche und unverarbeitete Lebensmittel zu bevorzugen, die reich an Nährstoffen sind, den Körper nähren und die Gesundheit fördern.

Die Diät schlägt eine ausgewogene Zufuhr von Makronährstoffen vor – Kohlenhydrate, Proteine und Fette –, die sorgfältig ausgewählt werden, um den Körper energiegeladen und voller Vitalität zu halten. Dr. Nowrazan betont die Wichtigkeit von Vollkornprodukten, magerem Protein, gesunden Fetten und einer Vielzahl von Obst und Gemüse. Diese Kombination hilft, den Blutzuckerspiegel zu stabilisieren und Heißhungerattacken zu vermeiden. Dadurch wird nicht nur die Gewichtskontrolle erleichtert, sondern auch das Risiko für Diabetes und andere metabolische Störungen verringert.

Ein wesentliches Element der Diät ist die Reduktion von Zucker und hochverarbeiteten Lebensmitteln. Dr. Nowrazan erklärt, dass solche Produkte oft kalorienreich und nährstoffarm sind, was zu Gewichtszunahme und Gesundheitsproblemen führen kann. Stattdessen werden natürliche Süßungsmittel und eine Vielzahl von Gewürzen empfohlen, um den Geschmack zu verbessern und die Ernährung interessant und genussvoll zu gestalten. Durch diese Änderungen sollen dauerhafte Ernährungsgewohnheiten gefördert werden, die das allgemeine Wohlbefinden unterstützen.

Hydratation spielt ebenfalls eine entscheidende Rolle in Dr. Nowrazans Diätplan. Er legt großen Wert darauf, dass ausreichend Flüssigkeit aufgenommen wird, insbesondere Wasser. Dies unterstützt nicht nur die Verdauung und hilft bei der Entgiftung des Körpers, sondern fördert auch die Sättigung und kann somit zur Gewichtsregulierung beitragen. Zudem betont er die Bedeutung von Kräutertee und wasserreichen Lebensmitteln, die zusätzliche Nährstoffe und Antioxidantien bieten.

Um die Nachhaltigkeit seiner Diätphilosophie zu gewährleisten, ermutigt Dr. Nowrazan seine Leser dazu, Mahlzeiten selbst zu kochen und lokale sowie saisonale Produkte zu verwenden. Dies fördert nicht nur eine tiefere Verbindung zur Nahrung, sondern unterstützt auch lokale Landwirte und reduziert den ökologischen Fußabdruck. Durch das Kochen zu Hause können Zutaten genau kontrolliert und versteckte Fette oder Zucker vermieden werden.

Dr. Nowrazan stellt auch den mentalen und emotionalen Aspekt der Ernährung in den Vordergrund. Er erkennt an, dass das Essen nicht nur eine physische Notwendigkeit, sondern auch eine Quelle von Freude und Zufriedenheit ist. Sein Diätplan ermutigt zu einem gesunden Verhältnis zum Essen, das Schuldgefühle vermeidet und stattdessen eine bewusste und achtsame Nahrungsaufnahme fördert. Dies hilft den Lesern, eine positive und nachhaltige Beziehung zum Essen aufzubauen.

Abschließend integriert Dr. Nowrazan moderne Ernährungswissenschaft und traditionelles Wissen in seinen Diätplan, um einen ausgewogenen, wissenschaftlich fundierten Ansatz zu bieten, der einfach zu folgen ist. Indem er die neuesten Forschungsergebnisse nutzt und gleichzeitig bewährte Ernährungstraditionen respektiert, schafft er einen umfassenden Plan, der darauf abzielt, Gesundheit und Lebensqualität seiner Leser dauerhaft zu verbessern. Dies macht „Dr. Nowrazan Diätplan & Kochbuch" zu einem wertvollen Ratgeber für alle, die ihre Ernährungsgewohnheiten langfristig zum Positiven verändern möchten.

Gesundheitsvorteile des Diätplans

Der Diätplan von Dr. Nowrazan ist speziell darauf ausgelegt, eine ausgewogene Ernährung zu fördern, die reich an Nährstoffen ist und gleichzeitig Kalorienarm bleibt. Durch die sorgfältige Auswahl von Lebensmitteln, die reich an Vitaminen, Mineralien und Antioxidantien sind, unterstützt dieser Plan das Immunsystem und verringert das Risiko von chronischen Krankheiten wie Herz-Kreislauf-Erkrankungen und Diabetes. Jedes Rezept im Kochbuch ist so konzipiert, dass es den Körper mit allem versorgt, was er für eine optimale Gesundheit benötigt, ohne dabei auf Geschmack zu verzichten.

Eine weitere wichtige Komponente des Diätplans ist die Reduktion von entzündungsfördernden Lebensmitteln wie raffinierten Zucker und gesättigten Fetten. Stattdessen liegt der Schwerpunkt auf entzündungshemmenden Zutaten wie Omega-3-Fettsäuren aus Fisch und ungesättigten Fetten aus Nüssen und Samen. Diese Diätänderungen können dazu beitragen, Entzündungen im Körper zu reduzieren, was wiederum Schmerzen und Steifheit in Zuständen wie Arthritis lindern kann und auch zur allgemeinen Gesunderhaltung des Herz-Kreislauf-Systems beiträgt.

Gewichtsmanagement ist ein zentraler Aspekt des Diätplans, der darauf abzielt, ein gesundes Körpergewicht durch eine ausgewogene Ernährung und sättigende Mahlzeiten zu fördern.

Anstatt auf schnelle Gewichtsabnahme durch restriktive Diäten zu setzen, unterstützt dieser Plan langfristige Veränderungen in den Essgewohnheiten, die nachhaltig zu einem gesunden Gewicht führen. Dieser Ansatz verringert das Risiko des Jo-Jo-Effekts und fördert ein stabiles Gewicht, das wichtig ist, um die Belastung des Bewegungsapparates zu minimieren und den Stoffwechsel effizient zu halten.

Die Verbesserung der Verdauungsgesundheit ist ein weiterer bedeutender Vorteil dieses Diätplans. Durch die hohe Aufnahme von Ballaststoffen aus Vollkornprodukten, Gemüse und Obst wird das Verdauungssystem angeregt und die Darmgesundheit gestärkt. Ballaststoffe helfen, den Blutzuckerspiegel zu regulieren und fördern eine regelmäßige Darmentleerung, was zur Prävention von Verdauungsproblemen wie Verstopfung und Darmträgheit beiträgt.

Der Diätplan legt auch einen großen Wert auf die psychische Gesundheit. Eine Ernährung, die reich an Omega-3-Fettsäuren, komplexen Kohlenhydraten und essentiellen Nährstoffen ist, kann die Stimmung verbessern und zur Vorbeugung von Depressionen und Angstzuständen beitragen. Die ausgewählten Lebensmittel unterstützen die Produktion von Neurotransmittern wie Serotonin und Dopamin, die für das Wohlbefinden unerlässlich sind. Dies zeigt, wie tiefgreifend Ernährung unser emotionales und psychisches Wohlbefinden beeinflussen kann.

Zudem fördert der Plan die Hautgesundheit, indem er Lebensmittel beinhaltet, die reich an Vitaminen A, C, E und Zink sind. Diese Nährstoffe sind wesentlich für die Regeneration der Haut, die Bekämpfung von Schäden durch freie Radikale und die Aufrechterhaltung einer gesunden Hautbarriere. Eine Ernährung, die diese Vitamine und Mineralien betont, kann zur Vorbeugung von Hautalterung und zur Förderung eines klaren, strahlenden Teints beitragen.

Abschließend unterstützt Dr. Nowrazans Diätplan nicht nur die physische Gesundheit, sondern bietet auch praktische Anleitungen, die Menschen helfen, bewusstere und informiertere Entscheidungen über ihre Ernährung zu treffen. Dies fördert ein Gefühl der Selbstwirksamkeit und Kontrolle über die eigene Gesundheit, was zu einer höheren Lebensqualität führt. Der Plan ist so gestaltet, dass er sich leicht in den Alltag integrieren lässt und den Menschen ermöglicht, gesunde Essgewohnheiten dauerhaft beizubehalten.

Kapitel 1: Grundlagen der Ernährung

Verstehen der Makro- und Mikronährstoffe

Makronährstoffe sind die Grundbausteine unserer Ernährung und umfassen Proteine, Kohlenhydrate und Fette. Jeder dieser Makronährstoffe spielt eine wesentliche Rolle in der Funktionsweise des Körpers und ist in Dr. Nowrazans Diätplan ausgewogen vertreten. Proteine sind essenziell für den Aufbau und die Reparatur von Gewebe, einschließlich Muskeln und Organen. Sie sind auch wichtig für die Produktion von Enzymen und Hormonen. Dr. Nowrazan empfiehlt hochwertige Proteinquellen wie mageres Fleisch, Fisch, Hülsenfrüchte und Tofu, um den Körper optimal zu versorgen.

Kohlenhydrate sind die primäre Energiequelle des Körpers. Sie werden in Zucker umgewandelt, der von den Zellen als Brennstoff verwendet wird. Komplexe Kohlenhydrate, die in Vollkornprodukten, Gemüse und Früchten enthalten sind, werden langsamer abgebaut, was zu einem stabileren Blutzuckerspiegel führt. Dr. Nowrazans Plan betont die Bedeutung von unverarbeiteten Kohlenhydraten, die nicht nur

Energie liefern, sondern auch wichtige Ballaststoffe für die Verdauungsgesundheit.

Fette wurden lange Zeit fälschlicherweise als ungesund angesehen, sind aber für viele Körperfunktionen unerlässlich. Sie dienen zur Energiegewinnung, zur Unterstützung der Zellstruktur und zur Aufnahme fettlöslicher Vitamine. Der Diätplan von Dr. Nowrazan beinhaltet gesunde Fette, wie sie in Nüssen, Samen, Avocados und bestimmten Ölen wie Olivenöl gefunden werden. Diese Fette tragen zur Herzgesundheit bei und helfen, den Cholesterinspiegel im Gleichgewicht zu halten.

Neben den Makronährstoffen sind Mikronährstoffe, die Vitamine und Mineralien umfassen, für die Gesundheit ebenso kritisch, auch wenn sie in viel kleineren Mengen benötigt werden. Sie sind entscheidend für die reibungslose Funktion des Körpers, unterstützen das Immunsystem, helfen bei der Knochenbildung und regulieren den Stoffwechsel. Dr. Nowrazans Kochbuch enthält Rezepte, die reich an einer Vielzahl von Mikronährstoffen sind, um sicherzustellen, dass der Körper alles bekommt, was er braucht.

Vitamine wie Vitamin C, das in Zitrusfrüchten und Blattgemüse reichlich vorhanden ist, spielen eine wichtige Rolle bei der Heilung und als Antioxidans. B-Vitamine, die in Vollkornprodukten und tierischen Produkten vorkommen, sind wesentlich für die Energieproduktion und die Bildung von roten

Blutkörperchen. Dr. Nowrazan legt besonderen Wert darauf, dass seine Diätpläne diese wichtigen Vitamine in ausreichender Menge liefern, um den Körper in einem optimalen Gesundheitszustand zu halten.

Mineralien wie Eisen, das in Fleisch und bestimmten Gemüsen wie Spinat enthalten ist, sind entscheidend für den Transport von Sauerstoff im Blut. Kalzium, das für starke Knochen und Zähne wichtig ist, wird durch Milchprodukte, grünes Blattgemüse und Fisch bereitgestellt. Der Diätplan stellt sicher, dass diese und andere essentielle Mineralien Teil der täglichen Nahrungsaufnahme sind, was besonders für Personen wichtig ist, die ein aktives Leben führen oder besondere gesundheitliche Bedürfnisse haben.

Durch das Verständnis der Rollen, die sowohl Makro- als auch Mikronährstoffe in der Ernährung spielen, ist Dr. Nowrazans Diätplan & Kochbuch darauf ausgerichtet, eine Nahrungsaufnahme zu fördern, die nicht nur zur Gewichtskontrolle beiträgt, sondern auch das allgemeine Wohlbefinden und die Körperfunktionen unterstützt. Dieses Wissen ermöglicht es den Lesern, informierte Entscheidungen über ihre Ernährung zu treffen, die weit über einfache Kalorienzahlen hinausgehen.

Die Bedeutung von Wasser und Hydratation

Wasser ist eines der grundlegendsten Elemente in Dr. Nowrazans Diätplan und spielt eine zentrale Rolle für die Gesundheit. Es ist unerlässlich für die meisten physiologischen Prozesse im Körper, einschließlich der Verdauung, der Absorption von Nährstoffen, der Zirkulation und der Regulierung der Körpertemperatur. Eine ausreichende Wasserzufuhr hilft dabei, den Körper effizient zu entgiften, indem es die Ausscheidung von Abfallstoffen durch Urin und Schweiß fördert und somit die Leber und Nieren unterstützt.

Im Rahmen des Diätplans wird empfohlen, täglich ausreichend Wasser zu trinken, um die kognitive Funktion und körperliche Leistungsfähigkeit zu unterstützen. Dehydration kann zu Müdigkeit, Schwindel und verminderten mentalen Fähigkeiten führen. Wasser hilft auch dabei, das Blutvolumen aufrechtzuerhalten, was wichtig ist, um Sauerstoff und Nährstoffe effizient zu den Zellen zu transportieren und gleichzeitig metabolische Abfallprodukte abzutransportieren.

Für die Gewichtsregulierung ist Wasser ebenso von Bedeutung. Es kann helfen, das Sättigungsgefühl zu erhöhen und vorübergehend den Stoffwechsel zu steigern. Wenn Wasser vor den Mahlzeiten getrunken wird, kann es den Magen füllen und dazu beitragen, dass man sich voller fühlt, was wiederum die

Portionsgrößen und die Gesamtkalorienaufnahme reduzieren kann. Dieser einfache Trick wird im Kochbuch als Teil eines gesunden Ernährungsplans hervorgehoben.

Wasser ist auch entscheidend für die Hautgesundheit. Ausreichende Hydratation sorgt dafür, dass die Haut hydratisiert und elastisch bleibt, was nicht nur das Erscheinungsbild der Haut verbessert, sondern auch ihre Barrierefunktion stärkt. Trockene Haut neigt eher zu Reizungen, Rissen und vorzeitiger Alterung. Dr. Nowrazan betont, dass eine gute Flüssigkeitszufuhr essentiell ist, um die Haut von innen heraus zu nähren und zu schützen.

Darüber hinaus spielt Wasser eine wichtige Rolle bei der Vorbeugung von Harnwegsinfektionen und Nierensteinen. Durch die regelmäßige Durchspülung des Systems werden Bakterien aus den Harnwegen geschwemmt und das Risiko von Sedimentbildung in den Nieren, die zu Steinen führen kann, verringert. Dr. Nowrazan ermutigt dazu, den Urin klar und fast farblos zu halten, was ein gutes Zeichen für eine angemessene Hydratation ist.

Für Sportler und Personen, die regelmäßig körperlich aktiv sind, ist die Hydratation besonders wichtig. Sie hilft, die Körpertemperatur während des Trainings zu regulieren und Muskelermüdung zu verhindern. Der Diätplan von Dr. Nowrazan enthält spezifische Empfehlungen für die Flüssigkeitszufuhr vor, während und nach dem Training, um

Leistungseinbußen durch unzureichende Hydratation zu vermeiden.

Schließlich ist die Förderung einer ausreichenden Wasserzufuhr ein einfacher, aber wirksamer Weg, um die allgemeine Gesundheit zu unterstützen. Der Diätplan betont, dass neben reinem Wasser auch andere Flüssigkeiten wie ungesüßte Tees und natriumarme Brühen gute Quellen für Hydratation sind, während zuckerhaltige Getränke und Alkohol, die zu Dehydration beitragen können, minimiert werden sollten. Durch die Integration dieser Prinzipien in den täglichen Ernährungsplan kann ein Optimum an Gesundheit und Wohlbefinden erreicht werden.

Einkaufsliste und Vorbereitungstipps

Im Dr. Nowrazan Diätplan & Kochbuch wird großen Wert auf eine sorgfältige Vorbereitung und Planung gelegt, um den Erfolg der Diät zu gewährleisten. Eine gut durchdachte Einkaufsliste ist das A und O für eine effiziente und gesunde Mahlzeitenzubereitung. Das Kochbuch empfiehlt, stets frische und saisonale Produkte zu kaufen, da diese nicht nur nährstoffreicher, sondern auch geschmackvoller sind. Der Schwerpunkt liegt auf einer Vielzahl von Gemüsen und Früchten, mageren Proteinen, Vollkornprodukten und gesunden Fetten.

Es wird geraten, verarbeitete Lebensmittel und solche mit hohem Zuckergehalt oder gesättigten Fetten zu meiden. Stattdessen sollten natürliche Zutaten und frische Kräuter verwendet werden, um den Geschmack zu verstärken und den Bedarf an Salz und künstlichen Zusatzstoffen zu reduzieren. Das Kochbuch enthält eine detaillierte Liste von Grundnahrungsmitteln, die man immer zu Hause haben sollte, wie zum Beispiel Quinoa, Haferflocken, Linsen, Nüsse, Samen und kaltgepresste Öle.

Für die Lagerung und Haltbarkeit der Lebensmittel gibt das Buch nützliche Tipps, wie zum Beispiel das richtige Lagern von Obst und Gemüse, um die Frische zu bewahren und Abfall zu vermeiden. Es wird empfohlen, Gemüse und Früchte getrennt zu lagern und trockene Lebensmittel in luftdichten Behältern aufzubewahren. Dies hilft, die Lebensmittel vor Feuchtigkeit und Schädlingen zu schützen und ihre Nährstoffe zu erhalten.

Die Vorbereitung der Mahlzeiten wird als Schlüsselkomponente für eine erfolgreiche Diät hervorgehoben. Das Kochbuch schlägt vor, Mahlzeiten im Voraus zu planen und, wenn möglich, vorzubereiten. Dies kann bedeuten, dass Gemüse schon zu Beginn der Woche geschnitten und in Portionen aufgeteilt wird oder dass Proteinquellen wie Huhn oder Fisch vorgegart und dann für verschiedene Mahlzeiten verwendet werden. Solche Vorbereitungen sparen während der Woche viel Zeit und stellen sicher, dass man bei Hunger nicht zu ungesunden Alternativen greift.

Auch das richtige Werkzeug spielt eine wichtige Rolle in der Küchenvorbereitung. Qualitativ hochwertige Messer, Schneidebretter, Töpfe und Pfannen sowie Aufbewahrungsbehälter können den Kochprozess erleichtern und angenehmer machen. Das Kochbuch betont, dass gutes Werkzeug nicht nur die Zubereitung erleichtert, sondern auch dazu beitragen kann, die Sicherheit in der Küche zu erhöhen und die Zubereitungszeit zu reduzieren.

Neben der physischen Vorbereitung wird auch die mentale Vorbereitung als wesentlich für den Erfolg auf dem Weg zu einer gesünderen Ernährung angesehen. Das Buch motiviert dazu, sich Ziele zu setzen und regelmäßig zu reflektieren, welche Mahlzeiten besonders gut gelungen sind und was vielleicht noch verbessert werden könnte. Diese Selbstreflexion hilft dabei, motiviert zu bleiben und die Ernährungsgewohnheiten langfristig zu ändern.

Abschließend ermutigt das Kochbuch dazu, kreativ zu sein und die Rezepte nach eigenen Vorlieben anzupassen. Es wird verstanden, dass jeder Mensch einzigartig ist und unterschiedliche Geschmäcker und Bedürfnisse hat. Die Flexibilität, Rezepte zu modifizieren und zu experimentieren, macht den Diätplan nicht nur nachhaltig, sondern auch genussvoll und persönlich zugeschnitten. Durch die Kombination aus guter Planung, Vorbereitung und der Bereitschaft, Neues zu probieren, wird der Weg zu einer gesunden Ernährung zu einer bereichernden und erfüllenden Erfahrung.

Kapitel 2: Frühstück

Kerniges Buchweizen-Porridge mit Beeren

Zutaten für das kernige Buchweizen-Porridge mit Beeren:

- 100 g Buchweizen
- 300 ml Wasser oder pflanzliche Milch
- 1 Prise Salz
- 1/2 Teelöffel Zimt
- 1 Teelöffel Honig oder ein anderes natürliches Süßungsmittel
- 150 g gemischte Beeren (frisch oder gefroren)
- Ein paar Nüsse oder Samen zum Garnieren

Zubereitung:

1. Den Buchweizen gründlich unter fließendem Wasser abspülen.
2. Wasser oder pflanzliche Milch in einem kleinen Topf zum Kochen bringen. Buchweizen, Salz und Zimt hinzufügen und umrühren.

3. Die Hitze reduzieren und den Buchweizen etwa 10 bis 15 Minuten köcheln lassen, bis er weich ist und die Flüssigkeit fast vollständig absorbiert hat.

4. Das Porridge vom Herd nehmen und Honig einrühren.

5. Das Porridge in Schüsseln füllen und mit frischen Beeren und Nüssen oder Samen garnieren.

Nährwertangaben pro Portion:

- Kalorien: 250 kcal
- Protein: 8 g
- Fett: 3 g (davon gesättigte Fettsäuren: 0,5 g)
- Kohlenhydrate: 49 g (davon Zucker: 10 g)
- Ballaststoffe: 7 g

Portionsgröße: Dieses Rezept ergibt zwei Portionen.

Kochzeit: Die Zubereitung des Porridges nimmt insgesamt etwa 20 Minuten in Anspruch.

Grüner Smoothie mit Spinat und Avocado

Zutaten für den Grünen Smoothie mit Spinat und Avocado:

- 1 reife Avocado, halbiert und entkernt
- 2 Handvoll frischer Spinat
- 1 reife Banane
- 1/2 Gurke, geschält und grob gehackt
- Saft von 1/2 Zitrone
- 1 Esslöffel Chiasamen
- 250 ml ungesüßte Mandelmilch oder Wasser
- Eiswürfel nach Bedarf

Zubereitungsanleitung:

1. Geben Sie die Avocado, Spinat, Banane, Gurke, den Zitronensaft und die Chiasamen in einen leistungsstarken Mixer.
2. Fügen Sie die Mandelmilch oder das Wasser hinzu und mixen Sie alles auf hoher Stufe, bis der Smoothie cremig und homogen ist.
3. Falls der Smoothie zu dick ist, können Sie mehr Flüssigkeit hinzufügen, bis die gewünschte Konsistenz erreicht ist.

4. Geben Sie zum Schluss einige Eiswürfel hinzu und mixen Sie erneut kurz durch.

5. Sofort servieren, damit keine Nährstoffe verloren gehen.

Nährwertangaben pro Portion:

- Kalorien: ca. 300 kcal
- Proteine: 4 g
- Fette: 15 g (davon gesättigte Fettsäuren: 2 g)
- Kohlenhydrate: 40 g (davon Zucker: 15 g)
- Ballaststoffe: 12 g

Portionsgröße: 1 großes Glas (ca. 500 ml)

Zubereitungszeit: ca. 10 Minuten

Haferflocken-Pancakes mit frischem Obst

Zutaten für Haferflocken-Pancakes mit frischem Obst:

- 100 g feine Haferflocken
- 1 mittelgroßes Ei
- 150 ml Mandelmilch (oder eine andere Pflanzenmilch nach Wahl)
- 1 Teelöffel Backpulver
- 1 Prise Salz
- 1 Esslöffel Honig oder Ahornsirup
- Frisches Obst nach Wahl (z.B. Blaubeeren, Erdbeeren, Bananenscheiben)
- Ein wenig Kokosöl oder ein anderes Pflanzenöl für die Pfanne

Zubereitung:

1. Die Haferflocken in einem Mixer zu einem feinen Mehl mahlen.
2. In einer Schüssel das Hafermehl, Backpulver und Salz vermischen.
3. In einer anderen Schüssel das Ei verquirlen und Mandelmilch sowie Honig hinzufügen.

4. Die flüssigen Zutaten zu den trockenen geben und gut verrühren, bis ein homogener Teig entsteht.

5. Eine Pfanne bei mittlerer Hitze erwärmen und etwas Kokosöl hinzufügen.

6. Für jeden Pancake etwa eine Schöpfkelle Teig in die Pfanne geben und von beiden Seiten goldbraun braten.

7. Die Pancakes mit frischem Obst belegen und sofort servieren.

Nährwertangaben pro Portion:

- Kalorien: ca. 280 kcal
- Proteine: 8 g
- Fett: 7 g (davon gesättigte Fettsäuren: 2 g)
- Kohlenhydrate: 46 g (davon Zucker: 10 g)
- Ballaststoffe: 6 g

Portionsgröße:

- Die obige Menge ergibt etwa 2 Portionen.

Kochzeit:

- Die Vorbereitungszeit beträgt etwa 10 Minuten.
- Die Kochzeit beträgt etwa 5 Minuten pro Pancake.

Quinoa-Frühstücksbowl mit Nüssen und Samen

Zutaten:

- 100 g Quinoa, ungekocht
- 250 ml Wasser oder pflanzliche Milch
- 1 Prise Salz
- 1 Teelöffel Zimt
- 2 Esslöffel Honig oder ein anderer natürlicher Süßstoff
- 1 kleiner Apfel, gewürfelt
- 20 g Walnüsse, grob gehackt
- 15 g Chiasamen
- 15 g Kürbiskerne
- Frische Beeren nach Wahl

Zubereitung:

1. Die Quinoa gründlich unter fließendem Wasser abspülen, um Bitterstoffe zu entfernen.

2. Quinoa in einem kleinen Topf mit Wasser oder pflanzlicher Milch und einer Prise Salz zum Kochen bringen. Nach dem Aufkochen die Hitze reduzieren und etwa 15 Minuten köcheln lassen, bis die Quinoa weich ist und die Flüssigkeit vollständig absorbiert wurde.

3. Den Zimt und Honig unter die gekochte Quinoa rühren.

4. In einer separaten Pfanne die Walnüsse bei mittlerer Hitze ohne Öl leicht anrösten, bis sie duften.

5. Die Quinoa in eine Schüssel geben und mit den gewürfelten Äpfeln, den gerösteten Walnüssen, Chiasamen, Kürbiskernen und frischen Beeren toppen.

Nährwertangaben pro Portion:

- Kalorien: ca. 350 kcal
- Eiweiß: 12 g
- Fett: 15 g (davon gesättigte Fettsäuren: 2 g)
- Kohlenhydrate: 45 g
- Ballaststoffe: 8 g

Portionsgröße: 1 Schüssel
Zubereitungszeit: 5 Minuten
Kochzeit: 15 Minuten

Rührei mit Spinat und Tomaten

Zutaten:

- 4 große Eier
- 1 Tasse frischer Spinat, grob gehackt
- 1 mittelgroße Tomate, gewürfelt
- 1 kleine Zwiebel, fein gehackt
- 1 Knoblauchzehe, fein gehackt
- 1 Esslöffel Olivenöl
- Salz und Pfeffer nach Geschmack
- Frische Kräuter (optional, z.B. Petersilie oder Schnittlauch)

Zubereitungsanleitung:

1. In einer Pfanne das Olivenöl bei mittlerer Hitze erhitzen.
2. Zwiebel und Knoblauch hinzufügen und so lange sautieren, bis die Zwiebeln durchsichtig sind.
3. Spinat und Tomaten dazugeben und einige Minuten kochen lassen, bis der Spinat welk ist.
4. Die Eier in einer Schüssel verquirlen, mit Salz und Pfeffer würzen und dann über das Gemüse in der Pfanne gießen.
5. Die Eier bei niedriger Hitze stocken lassen, dabei gelegentlich umrühren, um eine gleichmäßige Konsistenz zu erreichen.
6. Mit frischen Kräutern garnieren und servieren.

Nährwertangaben pro Portion:

- Kalorien: 250 kcal

- Protein: 15 g
- Fett: 18 g (davon gesättigte Fettsäuren: 4 g)
- Kohlenhydrate: 8 g (davon Zucker: 4 g)
- Ballaststoffe: 2 g

Portionsgröße: Dieses Rezept ergibt 2 Portionen.

Zubereitungs- und Kochzeit: Die gesamte Vorbereitungs- und Kochzeit beträgt etwa 15 Minuten.

Joghurt mit selbstgemachtem Granola

Zutaten für das selbstgemachte Granola:

- 200 g Haferflocken
- 50 g gehackte Mandeln
- 50 g Sonnenblumenkerne
- 25 g Chiasamen
- 2 EL Honig oder Ahornsirup
- 2 EL Kokosöl, geschmolzen
- 1 TL Vanilleextrakt
- 1 Prise Salz
- 50 g getrocknete Beeren (z.B. Cranberries oder Gojibeeren)

Zutaten für das Frühstück:

- 200 g Naturjoghurt (wahlweise auch griechischer Joghurt oder eine pflanzliche Alternative)
- Frische Beeren nach Wahl

Zubereitungsanleitung:

1. Den Ofen auf 160 Grad Celsius vorheizen.
2. In einer großen Schüssel Haferflocken, Mandeln, Sonnenblumenkerne und Chiasamen vermischen.

3. In einer kleinen Schüssel Honig, geschmolzenes Kokosöl, Vanilleextrakt und eine Prise Salz gut vermischen.

4. Die flüssigen Zutaten über die trockenen geben und gründlich umrühren, bis alles gleichmäßig benetzt ist.

5. Die Mischung auf einem mit Backpapier ausgelegten Backblech verteilen.

6. Für etwa 20-25 Minuten backen, dabei gelegentlich umrühren, bis das Granola goldbraun und knusprig ist.

7. Nach dem Abkühlen die getrockneten Beeren unter das Granola mischen.

Serviergröße und Zubereitungszeit:

- Die oben genannten Mengen ergeben etwa 4 Portionen Granola.
- Zubereitungszeit für das Granola: ca. 10 Minuten
- Backzeit: 20-25 Minuten

Nährwertinformationen pro Portion:

- Kalorien: ca. 350 kcal
- Proteine: 10 g
- Fett: 15 g
- Kohlenhydrate: 45 g
- Ballaststoffe: 7 g

Zutaten für Veganer Tofu-Scramble mit Kräutern:

- 400 g fester Tofu
- 1 EL Olivenöl
- 1 kleine rote Zwiebel, gewürfelt
- 1 rote Paprika, gewürfelt
- 1 grüne Paprika, gewürfelt
- 1/2 TL Kurkuma
- 1/4 TL schwarzer Pfeffer
- 1/2 TL Salz
- 1 Handvoll frische Kräuter (Petersilie, Schnittlauch, Koriander), gehackt
- Optional: eine Prise Kala Namak (Schwarzsalz) für einen eierähnlichen Geschmack

Zubereitung:

1. Den Tofu abtropfen lassen und mit den Händen oder einer Gabel zerkrümeln, bis die Textur von Rührei entsteht.
2. Das Olivenöl in einer Pfanne auf mittlerer Stufe erhitzen.
3. Zwiebel und Paprika hinzufügen und etwa 5 Minuten dünsten, bis sie weich sind.

4. Den zerkrümelten Tofu, Kurkuma, Salz und Pfeffer hinzufügen und gut umrühren.

5. Alles zusammen weitere 5-7 Minuten braten, gelegentlich umrühren.

6. Zum Schluss die frischen Kräuter unterrühren und nach Geschmack mit Kala Namak abschmecken.

Nährwertangaben pro Portion:

- Kalorien: 150 kcal
- Eiweiß: 12 g
- Fett: 10 g
- Kohlenhydrate: 6 g
- Ballaststoffe: 2 g

Portionsgröße: Das Rezept ergibt etwa 4 Portionen.
Zubereitungszeit: Die Vorbereitung dauert ca. 10 Minuten, und die Kochzeit beträgt etwa 10-12 Minuten.

Kapitel 3: Mittagessen

Linsensalat mit frischem Gemüse und Kräuterdressing

Zutaten:

- 200 g grüne Linsen
- 1 rote Paprika, gewürfelt
- 1 Gurke, gewürfelt
- 1 kleine rote Zwiebel, fein gehackt
- 10 Kirschtomaten, halbiert
- Eine Handvoll frischer Petersilie, gehackt
- Eine Handvoll frischer Minze, gehackt
- 3 Esslöffel Olivenöl
- Saft von 1 Zitrone
- Salz und Pfeffer zum Abschmecken

Anweisungen:

1. Die Linsen in einem mittelgroßen Topf mit ausreichend Wasser bedecken und zum Kochen bringen. Dann die Hitze reduzieren und die Linsen 20-25 Minuten köcheln lassen, bis sie weich sind, aber noch Biss haben.
2. Während die Linsen kochen, die Paprika, Gurke, Zwiebel und Tomaten in eine große Schüssel geben.

3. In einer kleinen Schüssel Olivenöl, Zitronensaft, Salz und Pfeffer verquirlen, um das Dressing herzustellen.

4. Die gekochten Linsen abgießen und unter fließendem kaltem Wasser abspülen, um überschüssige Stärke zu entfernen.

5. Die abgekühlten Linsen zu den Gemüsen in der Schüssel geben.

6. Das Kräuterdressing über den Salat geben und gut umrühren, bis alles gleichmäßig bedeckt ist.

7. Petersilie und Minze hinzufügen und erneut mischen.

Nährwertinformationen pro Portion:

- Kalorien: 350 kcal
- Proteine: 18 g
- Fette: 14 g (davon gesättigte Fettsäuren: 2 g)
- Kohlenhydrate: 40 g (davon Zucker: 5 g)
- Ballaststoffe: 15 g
- Natrium: 200 mg

Portionsgröße: 4 Portionen

Kochzeit: 30 Minuten

Gebratene Gemüse-Bowl mit Quinoa

Zutaten für die Gebratene Gemüse-Bowl mit Quinoa:

- 1 Tasse Quinoa
- 2 Tassen Wasser
- 1 kleine Zucchini, in Würfel geschnitten
- 1 rote Paprika, in Würfel geschnitten
- 1 gelbe Paprika, in Würfel geschnitten
- 1 kleine rote Zwiebel, gehackt
- 1 Karotte, geschält und in dünne Scheiben geschnitten
- 2 EL Olivenöl
- Salz und frisch gemahlener schwarzer Pfeffer
- 1 TL getrockneter Thymian
- Frische Petersilie oder Koriander zum Garnieren

Zubereitung:

1. Quinoa nach Packungsanleitung in einem Topf mit zwei Tassen Wasser kochen. Sobald das Wasser kocht, die Hitze reduzieren und die Quinoa etwa 15 Minuten köcheln lassen, bis sie weich ist und das Wasser vollständig absorbiert wurde.
2. Während die Quinoa kocht, das Olivenöl in einer großen Pfanne erhitzen. Zwiebeln, Karotten, Zucchini und Paprika hinzufügen und bei mittlerer Hitze etwa 10 Minuten braten, bis das Gemüse weich und leicht gebräunt ist.
3. Das gebratene Gemüse mit Salz, Pfeffer und Thymian würzen.

4. Die gekochte Quinoa abgießen und falls nötig, überschüssiges Wasser entfernen.

5. Die Quinoa in Schüsseln verteilen, das gebratene Gemüse darüber geben und mit frischer Petersilie oder Koriander garnieren.

Nährwertangaben pro Portion:

- Kalorien: ca. 350
- Proteine: 12 g
- Fett: 10 g
- Kohlenhydrate: 55 g
- Ballaststoffe: 8 g

Portionsgröße:

- Die oben angegebenen Mengen sind ausreichend für 2 Portionen.

Kochzeit:

- Die Gesamtkochzeit beträgt etwa 30 Minuten, wobei die Vorbereitung etwa 15 Minuten und das Kochen etwa 15 Minuten in Anspruch nimmt.

Tomaten-Basilikum-Suppe mit Vollkornbrötchen

Zutaten für die Tomaten-Basilikum-Suppe:

- 1 kg reife Tomaten, grob gehackt
- 2 Esslöffel Olivenöl
- 1 mittelgroße Zwiebel, gewürfelt
- 3 Knoblauchzehen, fein gehackt
- 1 Bund frisches Basilikum, Blätter abgezupft und grob gehackt
- 500 ml Gemüsebrühe
- Salz und frisch gemahlener schwarzer Pfeffer
- Ein Schuss Sahne (optional für Garnierung)

Zubereitung:

1. In einem großen Topf das Olivenöl erhitzen und die Zwiebeln bei mittlerer Hitze anbraten, bis sie weich und durchsichtig sind.
2. Knoblauch hinzufügen und weitere 2 Minuten kochen.
3. Die Tomaten und die Hälfte des Basilikums hinzufügen, umrühren und kochen lassen, bis die Tomaten weich sind und zu zerfallen beginnen.
4. Die Gemüsebrühe hinzufügen und zum Kochen bringen, dann die Hitze reduzieren und 20 Minuten köcheln lassen.

5. Die Suppe vom Herd nehmen und mit einem Stabmixer pürieren, bis sie glatt ist.

6. Mit Salz und Pfeffer abschmecken und das restliche Basilikum unterrühren.

7. Die Suppe in Schüsseln füllen und mit einem Schuss Sahne garnieren, falls verwendet.

Nährwertangaben pro Portion:

- Kalorien: 180 kcal
- Proteine: 3 g
- Fette: 9 g
- Kohlenhydrate: 22 g
- Ballaststoffe: 5 g

Portionsgröße: 1 Schüssel (etwa 250 ml)

Kochzeit: 30 Minuten

Hähnchenbrust mit Süßkartoffeln und Brokkoli

Zutaten für Hähnchenbrust mit Süßkartoffeln und Brokkoli:

- 2 Hähnchenbrustfilets (je etwa 150g)
- 1 große Süßkartoffel, gewürfelt
- 1 Kopf Brokkoli, in Röschen zerteilt
- 2 Esslöffel Olivenöl
- 1 Teelöffel Paprikapulver
- 1 Teelöffel getrockneter Rosmarin
- Salz und frisch gemahlener schwarzer Pfeffer nach Geschmack
- 1/2 Teelöffel Knoblauchpulver

Anleitung:

1. Den Ofen auf 200°C vorheizen. Ein Backblech mit Backpapier auslegen.
2. Die Süßkartoffelwürfel und Brokkoliröschen in einer großen Schüssel mit einem Esslöffel Olivenöl, Paprikapulver, Rosmarin, Knoblauchpulver, Salz und Pfeffer vermischen. Alles gut durchrühren, damit die Gemüse gleichmäßig gewürzt sind.
3. Das Gemüse auf dem vorbereiteten Backblech verteilen und in den vorgeheizten Ofen geben. Etwa 20-25 Minuten backen, bis die Süßkartoffeln weich sind und der Brokkoli zarte Ränder bekommt.

4. Während das Gemüse backt, die Hähnchenbrustfilets mit dem restlichen Olivenöl, Salz und Pfeffer einreiben. Eine Pfanne auf mittlerer Hitze erhitzen und die Hähnchenbrüste von jeder Seite 5-7 Minuten braten, bis sie durchgegart und golden sind.
5. Das gebackene Gemüse aus dem Ofen nehmen und zusammen mit der gebratenen Hähnchenbrust servieren.

Nährwertinformationen pro Portion:

- Kalorien: 420
- Fett: 14g
- Kohlenhydrate: 35g
- Ballaststoffe: 7g
- Protein: 37g

Portionsgröße:

Dieses Rezept ergibt 2 Portionen.

Kochzeit:

Die Gesamtkochzeit beträgt etwa 45 Minuten, einschließlich der Vorbereitungszeit und der Zeit, die das Gemüse und das Hähnchen zum Kochen benötigen.

Vegetarische Chili mit Bohnen und Mais

Zutaten für die vegetarische Chili mit Bohnen und Mais:

- 1 Esslöffel Olivenöl
- 1 große Zwiebel, gewürfelt
- 2 Knoblauchzehen, fein gehackt
- 1 rote Paprika, gewürfelt
- 1 grüne Paprika, gewürfelt
- 2 Dosen gehackte Tomaten
- 1 Dose schwarze Bohnen, abgespült und abgetropft
- 1 Dose Kidneybohnen, abgespült und abgetropft
- 1 Dose Mais, abgespült und abgetropft
- 2 Teelöffel gemahlener Kreuzkümmel
- 1 Teelöffel Chilipulver (oder nach Geschmack)
- Salz und Pfeffer nach Geschmack
- Frischer Koriander, zum Garnieren

Zubereitung:

1. In einem großen Topf das Olivenöl erhitzen. Zwiebel und Knoblauch hinzufügen und bei mittlerer Hitze glasig dünsten.
2. Rote und grüne Paprika hinzugeben und weiter dünsten, bis sie weich sind.

3. Gehackte Tomaten, schwarze Bohnen, Kidneybohnen und Mais hinzufügen.

4. Kreuzkümmel und Chilipulver einrühren und mit Salz und Pfeffer würzen.

5. Die Mischung zum Kochen bringen, dann die Hitze reduzieren und 20 Minuten köcheln lassen.

6. Vor dem Servieren mit frischem Koriander garnieren.

Nährwertinformationen pro Portion:

- Kalorien: ca. 250 kcal
- Eiweiß: 12 g
- Fett: 3 g
- Kohlenhydrate: 45 g
- Ballaststoffe: 12 g

Portionsgröße: 1 große Schüssel (ca. 500 ml)

Kochzeit: 30 Minuten

Salatwraps mit Garnelen und Avocadocreme

Zutaten für Salatwraps mit Garnelen und Avocadocreme:

- 200 g frische Garnelen, geschält und entdarmt
- 4 große Salatblätter, vorzugsweise Römersalat
- 1 reife Avocado
- 1 kleine rote Zwiebel, fein gehackt
- 1 Tomate, gewürfelt
- Saft von 1 Limette
- 1 Esslöffel Olivenöl
- Eine Handvoll frischer Koriander, gehackt
- Salz und Pfeffer zum Abschmecken
- Optional: Chili-Flocken oder Jalapeño für zusätzliche Schärfe

Zubereitungsanleitung:

1. Die Garnelen in einer Pfanne mit Olivenöl bei mittlerer Hitze etwa 2-3 Minuten pro Seite kochen, bis sie vollständig rosa und durchgegart sind. Mit Salz und Pfeffer würzen.
2. Während die Garnelen kochen, die Avocado halbieren, den Kern entfernen und das Fruchtfleisch in eine Schüssel geben. Mit einer Gabel zerdrücken, bis eine leicht cremige Konsistenz erreicht ist.

3. Limettensaft, gehackte Zwiebel, Tomatenwürfel und Koriander zur Avocado geben und gut vermischen. Nach Geschmack mit Salz, Pfeffer und optional Chili-Flocken abschmecken.

4. Die Salatblätter waschen und trocknen. Jedes Blatt auf einen Teller legen.

5. Die gekochten Garnelen gleichmäßig auf die Salatblätter verteilen.

6. Jeweils einen großen Löffel der Avocadocreme über die Garnelen geben.

7. Die Salatblätter vorsichtig um die Füllung wickeln, sodass ein Wrap entsteht.

Nährwertinformationen pro Portion:

- Kalorien: ca. 250
- Proteine: 18 g
- Fett: 15 g (davon gesättigte Fettsäuren: 2,5 g)
- Kohlenhydrate: 9 g
- Ballaststoffe: 5 g
- Zucker: 2 g

Portionsgröße:

- 2 Wraps pro Person

Kochzeit:

- Gesamte Zubereitungszeit: ca. 20 Minuten

Tofu-Stir-Fry mit Gemüse und Sojasauce

Zutaten:

- 200 g fester Tofu, in Würfel geschnitten
- 1 mittelgroße Karotte, in dünne Scheiben geschnitten
- 1 rote Paprika, in Streifen geschnitten
- 100 g Brokkoli, in kleine Röschen geteilt
- 50 g Zuckerschoten
- 1 kleine Zwiebel, gehackt
- 2 Knoblauchzehen, fein gehackt
- 2 EL Sojasauce
- 1 EL Sesamöl
- 1 TL Ingwer, frisch gerieben
- Optional: Chiliflocken nach Geschmack
- Zum Garnieren: Frischer Koriander und Sesamsamen

Zubereitungsanleitung:

1. Erhitze das Sesamöl in einer großen Pfanne oder einem Wok auf mittlerer Stufe.
2. Füge die Zwiebel und den Knoblauch hinzu und brate sie, bis sie weich sind.
3. Erhöhe die Hitze und füge den Tofu hinzu. Brate ihn, bis er auf allen Seiten goldbraun ist.

4. Gib Karotten, Brokkoli, Paprika und Zuckerschoten dazu und brate alles unter ständigem Rühren etwa 5-7 Minuten, bis das Gemüse bissfest ist.

5. Reduziere die Hitze und füge die Sojasauce sowie den geriebenen Ingwer hinzu. Gut umrühren und weitere 2 Minuten kochen lassen.

6. Optional kannst du Chiliflocken für eine pikante Note hinzufügen.

7. Zum Schluss mit frischem Koriander und Sesamsamen garnieren.

Nährwertangaben pro Portion:

- Kalorien: 250 kcal
- Eiweiß: 15 g
- Kohlenhydrate: 20 g
- Fett: 10 g
- Ballaststoffe: 4 g

Portionsgröße: Dieses Rezept ergibt 2 Portionen.

Kochzeit: Die Gesamtkochzeit beträgt etwa 20 Minuten, was dieses Gericht zu einer schnellen und effizienten Option für das Mittagessen macht.

Kapitel 4: Abendessen

Gegrillter Lachs mit Dill und Zitronenscheiben

Zutaten:

- 4 Lachsfilets (je etwa 150-200 Gramm)
- 2 Esslöffel Olivenöl
- 1 Bund frischer Dill, fein gehackt
- 2 Zitronen, eine in Scheiben geschnitten, die andere zum Beträufeln
- Salz und frisch gemahlener schwarzer Pfeffer nach Geschmack

Zubereitung:

1. Den Grill vorheizen oder eine Grillpfanne auf mittlerer bis hoher Stufe erhitzen.
2. Die Lachsfilets unter fließendem kaltem Wasser abspülen und trocken tupfen.
3. Jedes Lachsfilet mit Olivenöl einreiben und mit Salz sowie schwarzem Pfeffer würzen.
4. Den gehackten Dill gleichmäßig auf den Lachsfilets verteilen.
5. Die Lachsfilets mit der Hautseite nach unten auf den Grill oder in die Grillpfanne legen und etwa 3-4 Minuten garen, bis die Haut knusprig ist.

6. Die Lachsfilets wenden und die Zitronenscheiben auf den Filets verteilen. Weitere 3-4 Minuten garen, bis der Lachs durchgegart ist.

7. Vor dem Servieren mit frischem Zitronensaft beträufeln.

Nährwertangaben pro Portion:

- Kalorien: ca. 280 kcal
- Proteine: 23 g
- Fette: 18 g (davon gesättigte Fettsäuren: 3 g)
- Kohlenhydrate: 0 g
- Ballaststoffe: 0 g
- Zucker: 0 g

Portionsgröße: 1 Lachsfilet pro Person

Kochzeit: Die Gesamtkochzeit beträgt ungefähr 8 Minuten.

Vegane Kichererbsen-Curry mit Reis

Zutaten für Veganes Kichererbsen-Curry mit Reis:

- 1 Tasse Basmatireis
- 2 Tassen Wasser
- 1 EL Kokosöl
- 1 große Zwiebel, gewürfelt
- 2 Knoblauchzehen, fein gehackt
- 1 EL frischer Ingwer, gerieben
- 1 rote Paprika, gewürfelt
- 1 Dose Kichererbsen (400 g), abgespült und abgetropft
- 1 Dose gehackte Tomaten (400 g)
- 1 Dose Kokosmilch (400 ml)
- 2 TL Garam Masala
- 1 TL Kurkuma
- 1 TL Kreuzkümmel
- Salz und Pfeffer nach Geschmack
- Frischer Koriander zum Garnieren

Zubereitung:

1. Den Basmatireis nach Packungsanleitung kochen. In der Regel wird der Reis in doppelter Menge Wasser mit etwas Salz zum Kochen gebracht, dann auf niedriger Hitze 10-12 Minuten köcheln lassen, bis das Wasser vollständig absorbiert ist.

2. Während der Reis kocht, das Kokosöl in einem großen Topf erhitzen. Zwiebel, Knoblauch und Ingwer dazugeben und unter gelegentlichem Rühren etwa 5 Minuten anbraten, bis die Zwiebel glasig ist.

3. Paprika hinzufügen und weitere 2 Minuten kochen lassen.

4. Kichererbsen, gehackte Tomaten, Kokosmilch und Gewürze (Garam Masala, Kurkuma, Kreuzkümmel) zufügen. Alles gut umrühren und zum Kochen bringen.

5. Das Curry bei mittlerer Hitze 15-20 Minuten köcheln lassen, bis es eingedickt ist und die Aromen sich entfaltet haben.

6. Mit Salz und Pfeffer abschmecken. Das fertige Curry auf dem gekochten Reis servieren und mit frischem Koriander garnieren.

Nährwertangaben pro Portion:

- Kalorien: 450 kcal
- Eiweiß: 14 g
- Fett: 18 g (davon gesättigte Fettsäuren: 13 g)
- Kohlenhydrate: 60 g
- Ballaststoffe: 10 g
- Zucker: 8 g
- Natrium: 300 mg

Portionsgröße: Dieses Rezept ergibt 4 Portionen.

Kochzeit: Die Gesamtkochzeit beträgt etwa 35 Minuten.

Putenschnitzel mit gedünstetem Spargel

Zutaten:

- 4 Putenschnitzel (je 150 g)
- 1 Bund frischer grüner Spargel
- 2 EL Olivenöl
- Saft einer halben Zitrone
- Salz und frisch gemahlener schwarzer Pfeffer
- 1 TL getrockneter Thymian
- 2 Knoblauchzehen, fein gehackt

Zubereitung:

1. Den Spargel waschen und die holzigen Enden abschneiden. In einem Dampfgarer den Spargel etwa 5-7 Minuten dämpfen, bis er weich, aber noch bissfest ist.
2. Währenddessen das Putenschnitzel mit Salz, Pfeffer und Thymian würzen. In einer Pfanne das Olivenöl erhitzen und die Knoblauchzehen kurz darin anbraten.
3. Die Schnitzel hinzufügen und von jeder Seite 3-4 Minuten braten, bis sie goldbraun und durchgegart sind.
4. Den gedämpften Spargel aus dem Dampfgarer nehmen, mit Zitronensaft beträufeln und mit einer Prise Salz und Pfeffer abschmecken.
5. Die Schnitzel zusammen mit dem Spargel anrichten.

Nährwertangaben pro Portion:

- Kalorien: 220 kcal
- Eiweiß: 34 g
- Fett: 7 g
- Kohlenhydrate: 5 g
- Ballaststoffe: 2 g

Portionsgröße:

Das Rezept ist berechnet für 4 Portionen.

Kochzeit:

Die Gesamtzubereitungs- und Kochzeit beträgt etwa 20 Minuten.

Gemüselasagne mit Ricotta und Spinat

Zutaten für die Gemüselasagne mit Ricotta und Spinat:

- 1 große Zucchini, in dünne Scheiben geschnitten
- 1 Aubergine, in dünne Scheiben geschnitten
- 200 g frischer Spinat
- 250 g Ricotta
- 50 g Parmesan, gerieben
- 1 Ei
- 400 g passierte Tomaten
- 2 Knoblauchzehen, fein gehackt
- 1 Zwiebel, gewürfelt
- 1 TL Olivenöl
- Salz und Pfeffer nach Geschmack
- 1 TL getrockneter Oregano
- 1 TL getrockneter Basilikum

Zubereitung:

1. Den Ofen auf 190°C vorheizen. Zucchini und Aubergine auf ein mit Backpapier ausgelegtes Backblech legen und leicht mit Olivenöl bestreichen. Für etwa 10-15 Minuten backen, bis sie weich sind.

2. Währenddessen in einer Pfanne das Olivenöl erhitzen und Zwiebel sowie Knoblauch darin glasig dünsten. Den Spinat hinzufügen und zusammenfallen lassen. Die passierten Tomaten einrühren und mit Oregano, Basilikum, Salz und Pfeffer würzen. Bei niedriger Hitze 10 Minuten köcheln lassen.

3. In einer Schüssel Ricotta mit dem Ei und der Hälfte des Parmesans vermengen. Mit Salz und Pfeffer abschmecken.

4. Eine Auflaufform einfetten. Eine Schicht Gemüsescheiben in die Form legen, darauf einige Löffel der Ricotta-Mischung geben, dann mit der Tomatensauce bedecken. Diese Schichten wiederholen, bis alle Zutaten verbraucht sind, dabei mit einer Schicht Tomatensauce abschließen.

5. Den restlichen Parmesan über die oberste Schicht streuen und im Ofen für 25-30 Minuten backen, bis die Oberfläche goldbraun und blubbernd ist.

Nährwertangaben pro Portion:

- Kalorien: 320 kcal
- Proteine: 18 g
- Fett: 15 g
- Kohlenhydrate: 28 g
- Ballaststoffe: 6 g

Portionsgröße:

- Die oben angegebenen Mengen reichen für 4 Portionen.

Kochzeit:

- Die Zubereitungszeit beträgt etwa 20 Minuten, die Kochzeit im Ofen beträgt 25-30 Minuten.

Beef Stroganoff mit Pilzen und Vollkornnudeln

Zutaten:

- 400g Rindfleisch, in Streifen geschnitten
- 300g Vollkornnudeln
- 200g Champignons, in Scheiben geschnitten
- 1 große Zwiebel, gewürfelt
- 2 Knoblauchzehen, fein gehackt
- 1 Esslöffel Olivenöl
- 150ml Rinderbrühe
- 100ml fettarme saure Sahne
- 1 Teelöffel Dijon-Senf
- 1 Esslöffel Worcestersauce
- Salz und Pfeffer nach Geschmack
- Frische Petersilie zum Garnieren

Zubereitungsanweisungen:

1. Wasser für die Nudeln zum Kochen bringen und die Vollkornnudeln nach Packungsanweisung kochen.
2. Während die Nudeln kochen, das Olivenöl in einer großen Pfanne erhitzen und die Zwiebeln und den Knoblauch darin glasig dünsten.
3. Das Rindfleisch hinzufügen und bei mittlerer Hitze braten, bis es braun ist.

4. Champignons zur Pfanne geben und weiterbraten, bis sie weich sind.

5. Rinderbrühe, saure Sahne, Dijon-Senf und Worcestersauce hinzufügen. Mit Salz und Pfeffer würzen und bei niedriger Hitze 10 Minuten köcheln lassen, bis die Sauce eindickt.

6. Die gekochten Nudeln abgießen und unter das Stroganoff mischen.

7. Mit frischer Petersilie garnieren und servieren.

Nährwertangaben pro Portion:

- Kalorien: 510 kcal
- Protein: 38 g
- Kohlenhydrate: 58 g
- Fett: 16 g
- Ballaststoffe: 8 g
- Zucker: 5 g
- Cholesterin: 80 mg
- Natrium: 290 mg

Portionsgröße: Dieses Rezept ist für 4 Personen gedacht.

Kochzeit: Die Gesamtkochzeit beträgt etwa 30 Minuten.

Kabeljau im Ofen gebacken mit Ratatouille

Zutaten:

- 4 Kabeljaufilets (je ca. 150 g)
- 1 Aubergine, gewürfelt
- 2 Zucchini, gewürfelt
- 1 rote Paprika, gewürfelt
- 1 gelbe Paprika, gewürfelt
- 1 große Zwiebel, fein gehackt
- 2 Knoblauchzehen, fein gehackt
- 400 g gehackte Tomaten aus der Dose
- 2 EL Olivenöl
- 1 TL getrockneter Thymian
- 1 TL getrockneter Rosmarin
- Salz und Pfeffer nach Geschmack
- Frische Basilikumblätter zum Garnieren

Anleitung:

1. Den Ofen auf 200 Grad Celsius vorheizen.
2. Ein großes Backblech oder eine Auflaufform mit einem Esslöffel Olivenöl einfetten. Die gewürfelte Aubergine, Zucchini, Paprika, Zwiebel und Knoblauch gleichmäßig auf dem Backblech verteilen.

3. Die gehackten Tomaten über das Gemüse geben und mit Thymian, Rosmarin, Salz und Pfeffer würzen. Alles gut vermengen, sodass das Gemüse gleichmäßig mit den Gewürzen und Tomaten bedeckt ist.

4. Das Backblech in den vorgeheizten Ofen schieben und das Gemüse für etwa 20-25 Minuten rösten, bis es weich und leicht gebräunt ist.

5. In der Zwischenzeit die Kabeljaufilets mit dem restlichen Olivenöl einreiben und mit Salz und Pfeffer würzen.

6. Nach den ersten 20-25 Minuten das Backblech aus dem Ofen nehmen und die Kabeljaufilets auf das Gemüse legen. Das Backblech zurück in den Ofen schieben und alles weitere 15-20 Minuten backen, bis der Kabeljau gar und leicht goldbraun ist.

7. Das Gericht aus dem Ofen nehmen und vor dem Servieren mit frischen Basilikumblättern garnieren.

Nährwertinformationen (pro Portion):

- Kalorien: 350 kcal
- Eiweiß: 35 g
- Fett: 14 g
- Kohlenhydrate: 20 g
- Ballaststoffe: 6 g

Portionsgröße: Dieses Rezept ergibt 4 Portionen.

Kochzeit: Die gesamte Zubereitungs- und Kochzeit beträgt etwa 50-55 Minuten.

Vegetarisches Risotto mit saisonalem Gemüse

Zutaten:

- 200 g Arborio-Reis
- 1 kleine Zwiebel, fein gehackt
- 2 Knoblauchzehen, fein gehackt
- 1 Liter Gemüsebrühe, warm
- 200 g saisonales Gemüse (z.B. Zucchini, Paprika, Spargel), in kleine Stücke geschnitten
- 100 g Erbsen (frisch oder gefroren)
- 50 g geriebener Parmesan (optional für veganen Ersatz: Hefeflocken)
- 2 EL Olivenöl
- Salz und Pfeffer nach Geschmack
- 1 Handvoll frische Kräuter (z.B. Petersilie, Basilikum), gehackt

Zubereitung:

1. Das Olivenöl in einem großen Topf bei mittlerer Hitze erhitzen. Zwiebel und Knoblauch hinzufügen und 3-4 Minuten anbraten, bis sie weich sind.
2. Den Arborio-Reis hinzufügen und unter Rühren 2 Minuten anbraten, bis der Reis leicht glasig wird.

3. Einen Schöpflöffel warme Gemüsebrühe zum Reis geben und unter ständigem Rühren köcheln lassen, bis die Flüssigkeit absorbiert ist. Diesen Vorgang wiederholen, bis der Reis al dente ist und eine cremige Konsistenz erreicht hat (ca. 18-20 Minuten).
4. In den letzten 10 Minuten das geschnittene Gemüse und die Erbsen hinzufügen und mitkochen, bis das Gemüse weich ist.
5. Den geriebenen Parmesan (oder Hefeflocken) einrühren und mit Salz und Pfeffer abschmecken.
6. Das Risotto mit den gehackten Kräutern garnieren und sofort servieren.

Nährwertinformationen (pro Portion):

- Kalorien: 350 kcal
- Protein: 10 g
- Kohlenhydrate: 50 g
- Fett: 10 g
- Ballaststoffe: 4 g

Portionsgröße: 4 Portionen

Kochzeit: 35 Minuten

Kapitel 5: Snacks

Geschnittenes Gemüse mit Hummus

Zutaten:

- 1 mittelgroße Karotte
- 1 mittelgroße Paprika
- 1 Stange Sellerie
- 1 kleine Gurke
- 200 g Kichererbsen aus der Dose, abgetropft
- 2 EL Tahini
- 2 EL Olivenöl
- 1 Knoblauchzehe
- Saft einer halben Zitrone
- Salz und Pfeffer nach Geschmack
- 1 TL Kreuzkümmel (optional)

Anleitung:

1. Das Gemüse waschen und in mundgerechte Sticks schneiden.
2. Für den Hummus die Kichererbsen, Tahini, Olivenöl, Knoblauch, Zitronensaft, Salz, Pfeffer und optional Kreuzkümmel in einen Mixer geben.

3. Alles zu einer glatten Paste pürieren. Falls die Konsistenz zu dick ist, nach und nach etwas Wasser hinzufügen, bis der Hummus die gewünschte Cremigkeit erreicht.

4. Den Hummus in eine Schüssel geben und das geschnittene Gemüse auf einem Teller anrichten.

5. Das Gemüse in den Hummus dippen und genießen.

Nährwertinformationen:

- Kalorien: 150 kcal pro Portion
- Fett: 9 g
- Kohlenhydrate: 13 g
- Ballaststoffe: 4 g
- Eiweiß: 4 g

Portionsgröße:

Für 2 Personen

Zubereitungszeit:

10 Minuten

Obstsalat mit Zitronenmelisse

Zutaten:

- 1 Apfel
- 1 Banane
- 1 Orange
- 100 g Weintrauben
- 1 Kiwi
- 1 EL Zitronensaft
- 1 TL Honig
- 1 Handvoll frische Zitronenmelisse

Anleitung:

1. Obst gründlich waschen und in mundgerechte Stücke schneiden.
2. Apfel, Banane, Orange, Weintrauben und Kiwi in eine große Schüssel geben.
3. Zitronensaft und Honig in einer kleinen Schüssel verrühren.
4. Die Zitronensaft-Honig-Mischung über das Obst geben und gut vermengen.
5. Frische Zitronenmelisse hacken und über den Obstsalat streuen.
6. Den Salat sofort servieren oder im Kühlschrank für später aufbewahren.

Nährwertinformationen:

- Kalorien: 150 kcal
- Kohlenhydrate: 36 g
- Eiweiß: 2 g
- Fett: 1 g
- Ballaststoffe: 5 g

Portionsgröße:
- 2 Portionen

Zubereitungszeit:
- 15 Minuten

Geröstete Kichererbsen mit Gewürzen

Zutaten:

- 1 Dose Kichererbsen (ca. 400 g), abgetropft und abgespült
- 1 EL Olivenöl
- 1 TL Paprikapulver
- 1/2 TL Knoblauchpulver
- 1/2 TL Kreuzkümmel
- 1/2 TL Meersalz
- 1/4 TL schwarzer Pfeffer
- Optional: 1/4 TL Cayennepfeffer für zusätzliche Schärfe

Anleitung:

1. Den Backofen auf 200 Grad Celsius vorheizen.

2. Die Kichererbsen gut abtropfen lassen und mit einem Küchentuch trocken tupfen.

3. In einer Schüssel die Kichererbsen mit dem Olivenöl und den Gewürzen gut vermischen, bis sie gleichmäßig bedeckt sind.

4. Die Kichererbsen auf ein mit Backpapier ausgelegtes Backblech geben und gleichmäßig verteilen.

5. Im vorgeheizten Ofen etwa 25-30 Minuten rösten, dabei alle 10 Minuten umrühren, bis die Kichererbsen goldbraun und knusprig sind.

6. Aus dem Ofen nehmen und abkühlen lassen, sie werden beim Abkühlen noch knuspriger.

Nährwertangaben (pro Portion):

- Kalorien: ca. 180 kcal
- Protein: 6 g
- Fett: 5 g
- Kohlenhydrate: 25 g
- Ballaststoffe: 6 g

Portionsgröße:

- Ergibt ca. 2 Portionen

Zubereitungszeit:

- Gesamt: ca. 40 Minuten

Nussmix mit ungesalzenen Nüssen und Trockenfrüchten

Zutaten:

- 100 g Mandeln
- 100 g Walnüsse
- 100 g Cashewnüsse
- 50 g ungesüßte getrocknete Cranberries
- 50 g ungesüßte getrocknete Aprikosen, gehackt
- 50 g Rosinen

Anleitung:

1. Alle Nüsse in eine große Schüssel geben und gut vermischen.
2. Die getrockneten Früchte hinzufügen und erneut gut vermengen.
3. Die Mischung in luftdichte Behälter oder kleine Snacktüten portionieren, um sie frisch zu halten.

Nährwertinformationen (pro Portion):

- Kalorien: 200 kcal
- Eiweiß: 5 g
- Fett: 15 g
- Kohlenhydrate: 12 g
- Ballaststoffe: 3 g

- Zucker: 8 g

Portionsgröße:

- 1/4 Tasse (ca. 40 g)

Zubereitungszeit:

- 5 Minuten

Griechischer Joghurt mit Honig und Walnüssen

Zutaten:

- 200 g Griechischer Joghurt
- 1 EL Honig
- 30 g Walnüsse

Zubereitung:

1. Den Griechischen Joghurt in eine Schüssel geben.
2. Den Honig gleichmäßig über den Joghurt träufeln.
3. Die Walnüsse grob hacken und über den Joghurt streuen.
4. Alles gut vermischen und sofort servieren.

Nährwertangaben:

- Kalorien: 300 kcal
- Protein: 15 g
- Fett: 20 g
- Kohlenhydrate: 20 g
- Ballaststoffe: 2 g

Portionsgröße:

- 1 Portion

Zubereitungszeit:

- 5 Minuten

Avocado-Toast mit Vollkornbrot

Zutaten:

- 1 reife Avocado
- 2 Scheiben Vollkornbrot
- 1 EL Zitronensaft
- Salz und Pfeffer nach Geschmack
- Eine Prise Chiliflocken (optional)
- Frische Kräuter wie Koriander oder Petersilie (optional)

Anleitung:

1. Die Avocado halbieren, den Kern entfernen und das Fruchtfleisch in eine Schüssel geben.
2. Den Zitronensaft hinzufügen und die Avocado mit einer Gabel zu einer glatten Masse zerdrücken.
3. Mit Salz und Pfeffer abschmecken und nach Belieben Chiliflocken und gehackte Kräuter hinzufügen.
4. Die Scheiben Vollkornbrot im Toaster oder in einer Pfanne leicht rösten, bis sie goldbraun und knusprig sind.
5. Die Avocadomasse gleichmäßig auf die gerösteten Brotscheiben verteilen.
6. Sofort servieren und genießen.

Nährwertinformationen:

- Kalorien: 250 kcal
- Fett: 14 g
- Kohlenhydrate: 28 g
- Eiweiß: 6 g
- Ballaststoffe: 8 g

Portionsgröße:

- 2 Scheiben Avocado-Toast

Zubereitungszeit:

- 10 Minuten

Energiebällchen mit Datteln und Kokosnuss

Zutaten:

- 200 g entsteinte Datteln
- 100 g Mandeln
- 50 g Haferflocken
- 2 EL Kakaopulver
- 2 EL Kokosöl
- 1 TL Vanilleextrakt
- 1 Prise Salz
- 50 g Kokosraspeln

Zubereitung:

1. Die Datteln in eine Schüssel geben und mit heißem Wasser übergießen. Etwa 10 Minuten einweichen lassen, bis sie weich sind.
2. Die Mandeln in einem Mixer oder einer Küchenmaschine fein mahlen.
3. Die eingeweichten Datteln abtropfen lassen und zusammen mit den gemahlenen Mandeln, Haferflocken, Kakaopulver, Kokosöl, Vanilleextrakt und Salz in den Mixer geben.
4. Alles zu einer glatten Masse verarbeiten.
5. Mit feuchten Händen kleine Portionen der Masse nehmen und zu Bällchen formen.

6. Die Kokosraspeln in eine Schüssel geben und die Energiebällchen darin wälzen, bis sie rundum bedeckt sind.

7. Die fertigen Bällchen auf ein mit Backpapier ausgelegtes Blech legen und für mindestens 1 Stunde in den Kühlschrank stellen, damit sie fest werden.

Nährwertangaben pro Portion (1 Energiebällchen):

- Kalorien: 85
- Kohlenhydrate: 12 g
- Eiweiß: 2 g
- Fett: 4 g
- Ballaststoffe: 2 g

Portionsgröße:

- Dieses Rezept ergibt etwa 20 Energiebällchen.

Zubereitungszeit:

- Insgesamt etwa 20 Minuten, plus 1 Stunde Kühlzeit.

Kapitel 6: Desserts

Birnenkompott mit Zimt und Nelken

Zutaten:

- 4 reife Birnen
- 1 Zimtstange
- 3 Nelken
- 1 Esslöffel Honig oder Ahornsirup
- 200 ml Wasser
- Saft einer halben Zitrone

Anleitung:

1. Die Birnen schälen, entkernen und in kleine Würfel schneiden.
2. Wasser, Zitronensaft, Zimtstange und Nelken in einen Topf geben und zum Kochen bringen.
3. Die Birnenwürfel hinzufügen und bei mittlerer Hitze etwa 15 Minuten köcheln lassen, bis die Birnen weich sind.
4. Den Honig oder Ahornsirup hinzufügen und gut umrühren.
5. Das Kompott abkühlen lassen und vor dem Servieren die Zimtstange und Nelken entfernen.

Nährwertinformationen:

- Kalorien: 120 kcal pro Portion
- Kohlenhydrate: 30 g
- Zucker: 20 g
- Ballaststoffe: 4 g
- Protein: 1 g
- Fett: 0 g

Portionsgröße:

- 4 Portionen

Zubereitungszeit:

- 20 Minuten

Gefrorener Joghurt mit Beerenmix

Zutaten:

- 500 g griechischer Joghurt
- 200 g gemischte Beeren (Himbeeren, Blaubeeren, Erdbeeren)
- 2 EL Honig oder Ahornsirup
- 1 TL Vanilleextrakt

Zubereitung:

1. Den griechischen Joghurt in eine große Schüssel geben.
2. Honig oder Ahornsirup und Vanilleextrakt hinzufügen und gut verrühren.
3. Die gemischten Beeren vorsichtig unterheben.
4. Die Mischung in eine flache Gefrierform oder eine Eismaschine füllen.
5. Für mindestens 4 Stunden einfrieren, dabei alle 30 Minuten umrühren, um eine gleichmäßige Konsistenz zu erreichen.
6. Vor dem Servieren 5-10 Minuten bei Raumtemperatur stehen lassen, um etwas weicher zu werden.

Nährwertangaben:

- Kalorien: 120 pro Portion
- Eiweiß: 8 g
- Kohlenhydrate: 15 g

- Fett: 4 g
- Ballaststoffe: 2 g
- Zucker: 12 g

Portionsgröße:

- 1 Portion entspricht etwa 100 g

Zubereitungszeit:

- Vorbereitung: 10 Minuten
- Gefrierzeit: mindestens 4 Stunden

Schokoladen-Mousse aus Avocado

Zutaten:

- 2 reife Avocados
- 60 ml ungesüßtes Kakaopulver
- 80 ml Ahornsirup oder Honig
- 2 TL Vanilleextrakt
- Eine Prise Meersalz
- Optional: 50 g geschmolzene Zartbitterschokolade (mindestens 70% Kakao)

Anweisungen:

1. Die Avocados halbieren, entkernen und das Fruchtfleisch mit einem Löffel herauskratzen.
2. Das Avocado-Fruchtfleisch in einen Mixer oder eine Küchenmaschine geben.
3. Kakaopulver, Ahornsirup, Vanilleextrakt und Meersalz hinzufügen.
4. Alles zu einer glatten Masse mixen. Wenn gewünscht, die geschmolzene Zartbitterschokolade hinzufügen und nochmals mixen, bis alles gut vermischt ist.
5. Die Mousse in Dessertschalen füllen und mindestens 30 Minuten im Kühlschrank kühlen, bevor sie serviert wird.

Nährwertinformationen:

- Kalorien: 220 kcal pro Portion
- Fett: 15 g
- Gesättigte Fettsäuren: 2 g
- Kohlenhydrate: 22 g
- Zucker: 15 g
- Eiweiß: 3 g
- Ballaststoffe: 7 g

Portionsgröße:

4 Portionen

Kochzeit:

10 Minuten Zubereitungszeit, 30 Minuten Kühlzeit

Apfelcrumble mit Haferflocken-Topping

Zutaten:

- 4 mittelgroße Äpfel, geschält, entkernt und in Scheiben geschnitten
- 2 Esslöffel Zitronensaft
- 1 Teelöffel Zimt
- 1/4 Teelöffel Muskatnuss
- 1/4 Tasse Ahornsirup
- 1 Tasse Haferflocken
- 1/2 Tasse Mandelmehl
- 1/4 Tasse gehackte Nüsse (z.B. Mandeln oder Walnüsse)
- 1/4 Tasse Kokosöl, geschmolzen
- 1 Teelöffel Vanilleextrakt

Anleitung:

1. Den Ofen auf 180 Grad Celsius vorheizen und eine Auflaufform leicht einfetten.
2. Die Apfelscheiben in eine Schüssel geben und mit Zitronensaft, Zimt, Muskatnuss und Ahornsirup vermischen.
3. Die Apfelmischung gleichmäßig in der vorbereiteten Auflaufform verteilen.
4. In einer separaten Schüssel Haferflocken, Mandelmehl, gehackte Nüsse, geschmolzenes Kokosöl und Vanilleextrakt vermischen, bis eine krümelige Masse entsteht.
5. Die Haferflockenmischung gleichmäßig über die Äpfel streuen.

6. Den Crumble im vorgeheizten Ofen etwa 30-35 Minuten backen, bis die Äpfel weich sind und die Haferflocken goldbraun sind.

7. Vor dem Servieren leicht abkühlen lassen.

Nährwertangaben pro Portion:

- Kalorien: 250
- Kohlenhydrate: 38g
- Eiweiß: 4g
- Fett: 10g
- Ballaststoffe: 6g
- Zucker: 18g

Portionsgröße: 1/6 des gesamten Rezepts

Zubereitungszeit: 15 Minuten

Backzeit: 30-35 Minuten

Ricotta-Cheesecake mit frischen Himbeeren

Zutaten:

- 250 g Ricotta
- 200 g fettarmer Frischkäse
- 100 g griechischer Joghurt
- 2 Eier
- 100 g Honig oder Ahornsirup
- 1 TL Vanilleextrakt
- 1 EL Zitronensaft
- 1 EL Zitronenschale, gerieben
- 150 g Haferkekse, zerbröselt
- 50 g geschmolzene Butter
- 200 g frische Himbeeren

Anleitung:

1. Den Backofen auf 160 Grad Celsius vorheizen.
2. Eine Springform (Durchmesser 20 cm) mit Backpapier auslegen.
3. Die Haferkeksbrösel mit der geschmolzenen Butter vermengen und gleichmäßig auf den Boden der Springform drücken. Leicht andrücken.

4. Im Kühlschrank ruhen lassen, während die Füllung vorbereitet wird.

5. Ricotta, Frischkäse und griechischen Joghurt in einer Schüssel glatt rühren.

6. Eier, Honig oder Ahornsirup, Vanilleextrakt, Zitronensaft und Zitronenschale hinzufügen und gut vermischen.

7. Die Mischung auf den vorbereiteten Keksboden gießen und glattstreichen.

8. Im vorgeheizten Ofen ca. 45-50 Minuten backen, bis die Mitte des Cheesecakes leicht wackelt, wenn man die Form vorsichtig schüttelt.

9. Den Cheesecake im ausgeschalteten Ofen bei geöffneter Tür langsam abkühlen lassen, um Risse zu vermeiden.

10. Nach dem Abkühlen den Cheesecake mindestens 4 Stunden oder über Nacht im Kühlschrank fest werden lassen.

11. Vor dem Servieren mit frischen Himbeeren garnieren.

Nährwertinformationen (pro Portion):

- Kalorien: 210 kcal
- Eiweiß: 8 g
- Fett: 10 g
- Kohlenhydrate: 22 g
- Ballaststoffe: 2 g

Portionsgröße: 1 Stück (bei 8 Stücken pro Cheesecake)

Kochzeit: 45-50 Minuten Backzeit + Abkühlzeit

Gegrillte Pfirsiche mit Honig und Thymian

Zutaten:

- 4 reife Pfirsiche, halbiert und entsteint
- 2 Esslöffel Honig
- 1 Teelöffel frische Thymianblätter
- 1 Esslöffel Olivenöl
- Eine Prise Meersalz

Anleitung:

1. Den Grill auf mittlere Hitze vorheizen.
2. Die Pfirsichhälften mit Olivenöl bestreichen.
3. Die Pfirsiche mit der Schnittseite nach unten auf den Grill legen und etwa 3-4 Minuten grillen, bis sie Grillspuren aufweisen und leicht weich sind.
4. Die Pfirsiche vom Grill nehmen und auf eine Servierplatte legen.
5. Den Honig gleichmäßig über die gegrillten Pfirsiche träufeln.
6. Mit Thymianblättern bestreuen und einer Prise Meersalz verfeinern.
7. Sofort servieren und genießen.

Nährwertangaben (pro Portion):

- Kalorien: 120
- Protein: 1g
- Fett: 3g
- Kohlenhydrate: 25g
- Zucker: 22g
- Ballaststoffe: 2g

Portionsgröße:

- 1 gegrillte Pfirsichhälfte

Zubereitungszeit:

- 10 Minuten

Bananeneis selbst gemacht

Zutaten:

- 4 reife Bananen
- 1 TL Vanilleextrakt
- 2 EL Mandelmilch (optional)
- 1 Prise Zimt (optional)

Anleitung:

1. Bananen schälen und in Scheiben schneiden.
2. Die Bananenscheiben in einem Gefrierbeutel oder auf einem Backblech auslegen und für mindestens 2 Stunden einfrieren.
3. Die gefrorenen Bananen in einen Mixer geben.
4. Vanilleextrakt und, falls gewünscht, Mandelmilch und Zimt hinzufügen.
5. Alles pürieren, bis eine cremige Konsistenz erreicht ist.
6. Das Bananeneis sofort servieren oder für eine festere Konsistenz noch einmal kurz einfrieren.

Nährwertangaben (pro Portion):

- Kalorien: 100
- Kohlenhydrate: 27 g
- Ballaststoffe: 3 g
- Zucker: 14 g

- Protein: 1 g
- Fett: 0.5 g

Portionsgröße:

- 1 Portion (ca. 100 ml)

Zubereitungszeit:

- Gesamtzeit: 2 Stunden und 10 Minuten (inkl. Einfrieren)

Abschluss

Der Abschluss des Dr. Nowrazan Diätplan & Kochbuch fasst die wesentlichen Erkenntnisse und Vorteile des gesamten Ernährungsprogramms zusammen und ermutigt die Leser, ihre Reise zu einem gesünderen Lebensstil fortzusetzen. Das Buch hebt die Bedeutung einer ganzheitlichen und ausgewogenen Ernährung hervor, die nicht nur zur Gewichtsreduktion, sondern auch zur allgemeinen Verbesserung der Gesundheit und des Wohlbefindens beiträgt.

Im Verlauf des Buches wird deutlich, dass gesunde Ernährung nicht kompliziert oder eintönig sein muss. Durch die Vielfalt an Rezepten für Frühstück, Mittagessen, Abendessen, Snacks und Desserts zeigt Dr. Nowrazan, wie abwechslungsreich und lecker gesunde Mahlzeiten sein können. Jedes Rezept ist sorgfältig darauf ausgelegt, den Körper mit wichtigen Nährstoffen zu versorgen und gleichzeitig den Genuss und die Freude am Essen nicht zu vernachlässigen.

Ein wesentlicher Aspekt des Diätplans ist die Betonung auf frische, vollwertige und natürliche Zutaten. Dies fördert nicht nur die körperliche Gesundheit, sondern unterstützt auch eine nachhaltige und umweltfreundliche Lebensweise. Indem man verarbeitete Lebensmittel und ungesunde Fette meidet, kann man langfristig von den positiven Effekten einer gesunden Ernährung profitieren, wie verbesserte Energielevels, stärkere Immunkraft und ein besseres Verdauungssystem.

Das Buch bietet zudem wertvolle Tipps und Ratschläge zur Planung und Vorbereitung der Mahlzeiten, was es den Lesern erleichtert, die Diät in ihren Alltag zu integrieren. Durch die praktische Anleitung zur Erstellung einer Einkaufsliste und die Tipps zur Lagerung und Zubereitung der Lebensmittel wird der Übergang zu einer gesünderen Ernährung erheblich erleichtert. Dies fördert eine nachhaltige Veränderung der Essgewohnheiten, die weit über die Lektüre des Buches hinaus wirkt.

Dr. Nowrazans Ansatz ist dabei nicht dogmatisch, sondern flexibel und individuell anpassbar. Das Buch ermutigt die Leser, die Rezepte und Empfehlungen nach ihren eigenen Bedürfnissen und Vorlieben zu gestalten. Diese Anpassungsfähigkeit macht den Diätplan besonders geeignet für Menschen mit unterschiedlichen Lebensstilen und Ernährungsanforderungen.

Die zahlreichen positiven Erfahrungsberichte und Erfolgsgeschichten, die im Buch präsentiert werden, dienen als zusätzliche Motivation. Sie zeigen, dass die Prinzipien und Rezepte des Dr. Nowrazan Diätplans tatsächlich umsetzbar und wirksam sind. Diese Geschichten inspirieren und bestärken die Leser in ihrem Vorhaben, ihre Gesundheit durch eine bewusste und ausgewogene Ernährung zu verbessern.

Zusammengefasst bietet das Dr. Nowrazan Diätplan &
Kochbuch nicht nur eine fundierte Grundlage für eine gesunde
Ernährung, sondern auch praktische Werkzeuge und
inspirierende Geschichten, die den Leser auf seinem Weg zu
einem gesünderen und glücklicheren Leben begleiten. Es ist mehr
als nur ein Diätbuch – es ist ein umfassender Leitfaden für eine
nachhaltige Lebensweise, die Körper und Geist gleichermaßen
nährt.